RAPPOR

PRÉSENTÉ

A MONSIEUR LÉON THIESSÉ, PRÉFET DES BASSES-ALPES, LE 1er AOUT 1841,

PAR

Monsieur **GASSEND**, Docteur-Médecin-Vaccinateur,

SUR

La Vaccine, la Variole ou Petite-Vérole, et les Varicelles.

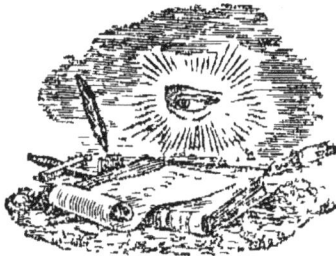

DIGNE.

IMPRIMERIE DE A. VIAL

1842.

RAPPORT

PRÉSENTÉ

A Monsieur Léon THIESSÉ, Préfet des Basses-Alpes, Officier de la légion d'Honneur, le 1er août 1841,

PAR

Monsieur GASSEND (Jean André Pierre Constantin), de Champtercier, Docteur en médecine, Membre titulaire de la Société Académique de médecine de Marseille, ancien Chirurgien Aide-Major au régiment de la Reine, Chirurgien Aide-Major du bataillon communal de la garde nationale de la ville de Digne, par nomination du Roi, en dates du 1er septembre 1831, du 24 janvier 1835 et du 18 mars 1841 ; Vaccinateur de l'arrondissement de Digne pour l'année 1841, etc.

SUR

La Vaccine, la Variole ou Petite-Vérole, et les Varicelles.

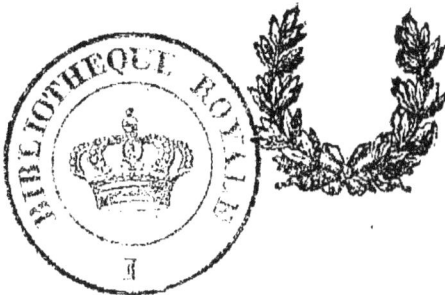

DIGNE,
IMPRIMERIE DE A. VIAL.
1842.

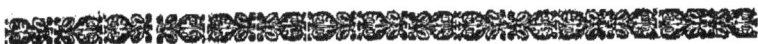

DISCOURS

PRÉLIMINAIRE.

Les anciens mettaient au rang des immortels, les hommes bienfaisants qui avaient travaillé pour le bonheur de leurs semblables. Les modernes reconnaissants doivent aussi placer au premier rang dans l'immortalité le célèbre Eward Jenner, médecin anglais, qui, vers la fin du dix-huitième siècle trouva l'unique et précieux préservatif de la variole. L'heureuse découverte du Cow-pox ou virus-vaccin, est sublime, et semble émanée de la divinité. Depuis Hippocrate jusqu'à nos jours, aucun médecin n'a rendu un service plus important à l'humanité. Avant le dix-neuvième siècle, la variole enlevait ou défigurait plus d'un cinquième des êtres humains et portait la désolation par ses ravages sur tout l'univers. Plusieurs millions d'individus dans l'un et l'autre hémisphère, doivent déjà leur existence au bienfaiteur Jenner, et à combien de centaines de millions encore la vie est assurée dans les générations futures, le nombre en est incalculable, et sa mémoire comme ses bienfaits se transmettant d'âge en âge, de siècle en siècle; dureront autant que le monde.

RAPPORT.

D'après ma nomination de médecin vaccinateur dont vous avez bien voulu m'honorer le 26 mars dernier, je viens de parcourir l'ancien district de Digne, formé par feu Jean Gaspard Gassendi, mon oncle paternel, improprement appelé aujourd'hui arrondissement de Digne, si j'en juge d'après sa forme et son étendue. J'y ai trouvé, presque partout, une négligence impardonnable relativement aux vaccinations qui n'avaient été pratiquées jusqu'à ce jour qu'en petit nombre, dans les bourgs et villages où, depuis plusieurs années, aucun médecin vaccinateur n'avait paru. Je dois cependant vous dire, Monsieur le Préfet, que cette année mes estimables collègues ont rivalisé de zèle et chacun de ces Messieurs a vacciné nombre de ses clients dans le pays qu'il habite. Quoique mes états ne s'élèvent qu'à onze-cent cinquante-neuf vaccinations il doit s'en être opéré environ deux mille depuis le premier avril dernier jusqu'au trente un juillet, nombre qui excède de beaucoup les naissances de l'année.

La variole a toujours existé dans le département des Basses-Alpes, depuis le commencement de l'année 1828, où elle fit principalement des victimes à Sisteron et à Digne. Depuis cette époque elle s'est répandue dans un grand nombre de communes de ce département, où elle s'est déclarée le plus souvent d'une manière épidémique, et quelquefois sous forme sporadique. Un grand nombre en ont été victimes, et un très grand nombre aussi en ont été défigurés, la plupart des maires et adjoints n'ayant pas assisté aux vaccinations que j'ai pratiquées, quoiqu'ils fussent prévenus par lettres, huit jours à l'avance, je n'ai pas pu avoir tous les renseignements nécéssaires pour connaître (au moins par approximation) le nombre des décés, où des personnes défigurées par la variole, d'ailleurs plusieurs de ces fonctionnaires, m'ont dit que n'étant pas médecins, il leur était impossible de me donner connaissance des ravages occasionnés par la variole, quoique depuis plus de treize ans, elle ait fait des victimes en grand nombre dans l'arrondissement de Digne. Je ne puis donc vous informer, Monsieur le préfet, que de quelques épidémies varioliques qui ont existé depuis plusieurs années dans cet arrondissement et de certains cas de variole les plus saillants.

Au chef-lieu de ce département la variole règne d'une manière sporadique depuis plusieurs années ; quelques individus non vaccinés ont succombé, un plus grand nombre ont été défigurés, et j'ai reconnu avec satisfaction que ceux qui avaient été vaccinés n'ont essuyé que les varicelles desquelles aucun malade n'a succombé.

J'ai observé et reconnu les mêmes phénomènes pendant les épidémies varioliques, qui se sont manifestées dans les communes du Chaffaut, d'Aiglun, de Tanaron et d'Entrages qui font partie du canton de Digne.

La variole est permanente dans la ville des Mées depuis environ dix-huit mois ; elle y a fait plusieurs victimes toutes parmi les individus qui n'avaient pas été vaccinés pendant l'année 1840, et plusieurs encore en 1841.

Le village de Malijai près la ville des Mées, a à regretter plusieurs personnes décédées de la variole pendant l'année 1840.

A Puimoisson canton de Riez, une épidémie variolique a régné en 1840, et a occasionné la mort à plusieurs enfants qui n'avaient pas été vaccinés. Presque toute la population de ce grand bourg s'est ressentie de cette épidémie, et le plus grand nombre des personnes qui en ont été atteintes, n'ont eu que la fièvre d'invasion, *febris variolosa*, surtout les femmes enceintes. Sur huit vaccinations que j'y ai pratiquées il n'y en a eu qu'une qui ait suivi ces périodes, parce que cet enfant était né au village d'Allemagne, situé dans le même canton, mais où la variolle n'a pas existé depuis plusieurs années.

A St. Jacques, à Lambruisse, à Tartonne, villages situés dans le canton de Barrême, la variole confluente y a fait ses ravages en 1840. Plusieurs individus adultes et beaucoup d'enfants en sont morts. Un jeune homme, Jean Reboul, âgé de 29 ans, non vacciné, et qui avait servi pendant 7 ans dans le 10me régiment d'artillerie, vint à Digne, au printemps de l'année dernière, où il fut placé dans la Gendarmerie ; atteint de la variole peu de jours après son arrivée en cette ville, il entra à l'hospice où il essuya sa maladie.

il a été tellement mutilé qu'il y a eu destruction complète des deux yeux et il est par conséquent aveugle pour le reste de ses jours.

Une épidémie variolique confluente se déclara au village du Brusquet, canton de la Javie, vers la fin de l'année 1837, où elle fit beaucoup de victimes. Les premiers atteints furent les sieurs Honorat, quatre frères et sœurs, tous adultes, non vaccinés ; leurs père et mère s'étaient toujours opposés à leurs vaccinations ; mais ils eurent les cruelles douleurs de les voir tous périr de la variole dans l'espace d'un mois, les deux filles succombèrent le même jour.

Un exemple à mentionner sur les bienfaits de la vaccine, se remarque dans le canton de Digne. M' Bués officier de santé à Thoard, a constamment vacciné, chaque année, depuis plus de 20 ans, tous les enfants des villages de cette vallée ; eh bien ! aucun cas de variole ne s'est déclaré dans cette contrée, depuis cette époque.

Monsieur Amaudric médecin à Mezel, Messieurs les médecins de Riez, de Valensole, d'Oraison, de Quinson, de Moustiers, de Seyne ; M' Bondil à Estoublon, M' Chaspoul à Montagnac, ayant vacciné, chaque année, presque tous les enfants de leurs clients, ont préservé jusqu'à ce jour, les habitants de ces cités de l'infection variolique.

Il est donc évident que la variole ne se porte que dans les pays où elle peut faire beaucoup de victimes. Elle commence toujours par les individus qui n'ont pas été vaccinés, et grand nombre succombent, surtout si l'épidémie est très intense.

Une autre maladie éruptive qui règne ordinairement avec la petite vérole et qui laisse des stigmates ou cicatrices après elle sur la peau, est la varicelle ombiliquée. Les virus qui produisent ces deux maladies exanthématiques sont tout-à-fait différents ; voilà pourquoi les sujets vaccinés qui essuyent la grosse varicelle ou les varicelles, (car il y en a de deux espèces) dans un pays où la variole fait ses victimes sont considérés par des pratriciens peu attentifs, comme atteints de la varioloïde par les uns, et de la variole modifiée par les autres, ce qui met la plus grande confusion dans les maladies exanthématiques, qui n'ont jamais changé de nature et qui sont très distinctes, tant par les virus desquels elles émanent, que par les phénomènes quelles produisent sur le corps adipeux. La plupart de ces praticiens recommandent les vaccinations et même les revaccinations pour préserver de ces diverses maladies et font du virus-vaccin un remède bon à toute sauce. Je suis parfaitement convaincu que ses deux dernieres maladies n'ont jamais existé à Digne ni dans les environs, et qu'elles sont tout-à-fait imaginaires. Depuis vingt ans que j'habite la ville de Digne, j'ai

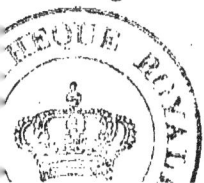

vacciné avant l'année 1841 , environ dix–huit cents individus et aucun n'a essuyé depuis ces vaccinations, ni varioloïde ni variole modifiée. Je n'ai jamais envoyé mes états de vaccinations à la préfecture parce que Messieurs les Préfets vos prédécesseurs, ne me les ont pas demandés.

Un médecin attentif et observateur, qui ne veut s'égarer sur la nature des diverses maladies éruptives que je viens de mentionner, doit s'attacher principalement à connaître les signes pathognomoniques qui caractérisent chacun de ses axanthèmes. Je crois donc indispensable d'en faire mention dans ce rapport pour que les erreurs de *diagnostic* qui se sont glissées sur les maladies exanthématiques, depuis environ trente ans, puissent autant qu'il dépend de moi, reprendre la clarté et la précision que la nature leur a assignées ; car il n'y a rien de plus déraisonnable et de plus dangereux que de vouloir faire de la médecine un objet de mode, et surtout de donner de fausses dénominations aux maladies. L'art médical ne peut pas changer, parce qu'il est établi sur des bases solides et inébranlables.

CHAPITRE PREMIER.

De la Vaccine.

L'opération vaccinale est des plus faciles, mais elle a des résultats de la plus grande importance. Le virus–vaccin introduit sur le tissu sous épidermique, y reste environ un demi septenaire, c'est-à-dire trois ou quatre jours, sans y produire des phénomènes bien sensibles ; on remarque seulement aux endroits des piqûres des petites duretés résistant plus ou moins à la pression vers la fin du troisième jour ; le quatrième jour , il s'y forme des élevures rouges ; le cinquième jour, elles prennent une forme pustuleuse ombiliquée ; le sixième jour , le bourrelet se forme, s'entoure d'un petit cercle rouge, et les pustules sont encore plus déprimées à leur centre ; le septième jour , les pustules augmentent beaucoup de volume et le bourrelet devient argenté ; le huitième jour, la pustule augmente, le bourrelet s'élargit et l'inflammation se propage dans le tissu cellulaire sous-cutané ; le neuvième jour , le bourrelet augmente de volume, s'élève davantage et une belle auréole circulaire se développe et l'entoure ; le dixième jour , le bourrelet et l'auréole augmentent encore, la peau, le tissu cellulaire sus-cutané se tuméfient davantage et constituent la vraie tumeur vaccinale, qui préserve pour toujours de l'infection variolique, l'individu qui a le bonheur de la porter ; le onzième jour, la tumeur vaccinale, le bourrelet et l'auréole restent dans le même état ; le douzième jour, la troisième période de l'inoculation vaccinale commence ; la tumeur s'affaisse, l'auréole pâlit, le bourrelet devient opaque ; le treizième jour, la pustule contient un pus jaunâtre et l'épiderme se détache en écailles ; le quatorzième jour, la pustule durcit en conservant sa forme ombiliquée et se transforme en croûtes d'une couleur jaune ; la tumeur vaccinale va toujours en décroissant jusqu'au vingt-unième jour, et les croûtes ne tombent quelquefois que le vingt-septième.

Il est facile d'observer que la vaccine parcourt trois périodes bien distinctes : 1°, la période d'incubation qui est d'un demi septenaire ; 2°, la période d'éruption qui est d'un septenaire ; et 3°, la période de dessication qui est d'un septenaire et demi, en tout vingt-un jour, comme la variole.

CHAPITRE SECOND.

De la Variole ou Petite Vérole.

La variole est une phlegmasie exanthématique, qui s'introduit spontanément et par voie d'absortion dans le corps humain. Elle est la plus grave de toutes les maladies éruptives et on la reconnaît par quatre périodes bien distinctes qui sont : la période d'invasion, la période d'éruption, la période de maturation, et la période de dessication,

Période d'invasion.

La période d'invasion a une durée d'un demi septenaire, c'est-à-dire trois jours et demi, ses symptômes sont au début, frisson, horripilation, céphalalgie, épigastralgie, pouls vif et fréquent, nausées, vomissements ; douleurs vagues et très intenses surtout l'organisme ; visage pâle et décoloré ; sécheresse de la peau, de la bouche, de la langue, anorexie.

Les symptômes varient ensuite suivant l'idiosyncrasie du malade, la fièvre augmente ; la langue est blanche et chargée, l'urine devient verdâtre, les sueurs sont abondantes, et l'haleine est puante et exhale une odeur aigre et nauséabonde, symptômes qui n'existent jamais dans le cours des autres maladies exanthématiques,

Période d'éruption.

La période d'éruption est aussi d'un demi septenaire ; elle commence par des petits points rouges, isolés, distincts, semblables à des piqûres de puces, qu'on remarque au visage, au cou, à la poitrine, à l'abdomen, et sur les membres. Le jour suivant elles se multiplient et deviennent plus préominentes et forment des pustules transparentes et vésiculeuses. Les intervalles de la peau se tuméfient et prennent une couleur rougeâtre. Les pustules durcissent et prenent une couleur argentine et une forme ombiliquée, par le renflement circulaire ou bourrelet qui se forme et qui augmente de volume de jour en jour, etc.

Période de maturation.

La période de maturation est d'un septenaire, c'est-à-dire de sept jours. C'est pendant cette période redoutable qu'il s'opère une dépuration humorale vers le périphérie du corps du malade par la maturité des pustules formées sur l'organe cutané. Une fièvre secondaire se manifeste, la peau se tuméfie davantage, le virus variolique fait sa crise principale au dehors par la formation complète des pustules, par la sueur et par les urines qui ont une odeur aigre et nauséabonde plus forte et le plus souvent insupportable, ainsi que les évacuations alvines, et même l'atmosphère ambiante du malade. Le liseré blanc qui entourait l'ombilic des pustules s'efface, une auréole rouge se forme à leur base, et les pustules de forme ombiliquée deviennent globuleuses, etc.

Période de dessication.

La période de dessication est d'une durée d'un septenaire, et se fait principalement remarquer sur les pustules de la face qui diminuent les premières sensiblement de volume, jaunissent et brunissent, tandis que les autres ne sont pas encore en état de parfaite maturité. Leurs auréoles disparaissent, la tuméfaction de la peau diminue, ainsi que la fièvre secondaire, et la dessication commence par celles de la face qui sont bientôt remplacées par des croûtes noirâtres ; les mêmes phénomènes se remarquent sur les pustules des autres parties du corps. La cicatrisation des pustules produit des stigmates plus ou moins nombreux et plus ou moins profonds, et toute la peau reste rougeâtre pendant plusieurs mois. Les quatre périodes de la variole durent vingt-un jours.

Je n'admets pas la période d'incubation pour la variole qui ne peut être admise que dans les cas d'inoculations.

Tels sont les principaux phénomènes que l'on observe dans le cours de la variole ordinaire, lorsqu'elle n'est pas compliquée ou interrompue par la mort du malade qui arrive très-souvent vers la fin de la troisième période.

CHAPITRE TROISIÈME.

Des Varicelles.

Les varicelles sont des maladies exanthématiques qui sont produites par des virus qui ont beaucoup d'analogie avec le virus variolique, surtout la grosse varicelle ombiliquée qui peut aussi se transmettre par inoculation. Ses exanthèmes ont une tendance à suivre et à parcourir les pays où la petite vérole fait beaucoup de victimes, et elles forment ordinairement son cortège. C'est là, la source d'une foule d'erreurs qui se sont glissées dans le diagnostic concernant les maladies exanthématiques et d'ou sont émanées la varioloïde, et la variole modifiée qui sont purement imaginaires. Certains auteurs ont admis cinq sortes de varicelles en se basant sur la forme des pustules; mais on ne doit en reconnaître que de deux espèces, d'après les virus qui les produisent : la grosse varicelle ombiliquée qui suit toujours comme la variole un cours régulier et qui doit être appelée varicelle régulière; et la petite varicelle vérolette, ou petite vérole volante, qui suit toujours une marche irrégulière, non transmissible, et qui doit naturellement se nommer varicelle irrégulière.

De la Varicelle régulière.

Période d'invasion.

Cet exanthème prend spontanément le malade, avec une série de prodromes semblables à ceux de la variole et des autres maladies un peu graves, telles que la rougeole, la miliaire, etc. Au début de la maladie il y a fièvre plus ou moins intense, nausées; vomissements, anorexie, épigastralgie, céphalalgie, le plus souvent avec délire, sécheresse de la peau qui est brulante; on observe le même phénomène à la bouche, à la langue et aux narines, soif, yeux brillants, animés, anxiété générale ; ses symptômes durent ordinairement trois ou quatre jours, époque à laquelle l'éruption a lieu ; et le malade éprouve alors une amélioration très sensible.

Période d'éruption et de dessication.

Vers le quatrième jour de l'invasion, des petites taches rouges, ressemblant à des piqûres de puces, se remarquent sur la peau indistinctement sur toutes les parties du corps. Ces taches s'élèvent en pointes rapidement et sont remplies d'un fluide visqueux comme lymphatique, avec un bord dur et rouge ; le second jour de l'éruption, les vésicules augmentent de volume, l'inflamation s'accroît, le troisième jour, les pustules sont remplies d'une matière puriforme jaunâtre, à la chûte desquelles il reste des stigmates ou dépréssions sur la peau, plus ou moins apparentes, après la cicatrisation, surtout si les pustules ont été ombiliquées, ce que l'on observe fréquemment.

Cette maladie se termine ordinairement par la santé, et son cours est d'un septenaire et demi, c'est-à-dire, de neuf à dix jours. C'est de cette maladie exanthématique dont les symptômes ont beaucoup d'analogie avec ceux de la variole que plusieurs médecins peu attentifs ont fait naître la varioloïde.

De la varicelle irrégulière.

La varicelle irrégulière, ou petite vérole volante, est une maladie éruptive, qui se développe spontanément, le plus souvent sous forme épidémique, et quelquefois d'une manière sporadique. Ses pustules ou boutons, le plus ordinairement pointus, vésiculeux, et séreux, se flétrissent sous peu de jours ; mais parmi ceux ci on en trouve de forme applatie, et il n'est pas rare de reconnaître une seconde et même une troisième éruption se dévellopper dans l'espace de cinq à six jours. Cette fausse variole de nature très bénigne règne presque toujours épidémiquement avec la petite vérole, surtout lorsque celle ci est très intense et, comme je l'ai déjà dit, elle semble faire partie de son cortège.

C'est de la vérolette que certains novateurs ont du faire naître la variole modifiée, mitigée.

RÉSUMÉ.

1° Je suis parfaitement convaincu que le virus-vaccin est l'unique et précieux préservatif de la variole, ou petite vérole, et qu'il ne préserve d'aucun autre maladie exanthématique.

2° Que le virus-vaccin ne peut pas dégénérer par transmissions, puisqu'il se régénère complètement à chaque inoculation, conformément aux lois qui président à la reproduction des êtres de toute nature.

3° Que le virus-vaccin préserve réellement pour toujours de la variole, s'il est pris et inoculé le troisième ou quatrième jour après l'éruption et lorsqu'il est encore limpide.

4° Que le virus-vaccin en suppuration est susceptible de donner une vaccine douteuse à celui qui le reçoit : mais il reprend sa qualité préservatrice si on l'inocule le troisième ou quatrième jour de l'éruption à un autre individu.

5° Dans le cas d'une épidémie variolique foudroyante, je suis partisan des revaccinations dans la crainte de mauvaises vaccines, (celles qui ne suivent pas leurs périodes,) car on ne peut pas s'en tenir aux stigmates ou dépressions plus ou moins profondes et plus ou moins étendues qu'on trouve sur l'organe cutané.

6° La varioloïde, et la variole modifiée, sont des maladies qui doivent être considérées comme purement imaginaires, jusqu'à ce qu'on nous ait fait connaître les signes pathognomoniques irrécusables qui les caractérisent.

Il serait à désirer : Monsieur le Préfet, que Messieurs les membres du Conseil général, l'élite du peuple Bas-Alpin, jetassent leurs regards de bonté, de justice, et de bienveillance, sur cette population éparpillée sur des montagnes pour la préserver des ravages de la désastreuse variole, en accordant pour les vaccinations les fonds néccessaires pour expulser des Basses-Alpes cette horrible maladie miasmatique et pestilentielle. La somme annuelle de mille francs qu'on alloue depuis plusieurs années pour les vaccinations à pratiquer dans tout ce département n'est pas suffisante, vu sa grande étendue, et les difficultés qu'on trouve pour le parcourir plusieurs fois ; car il faut qu'un médecin-vaccinateur se transporte trois fois, à huit jours d'intervalle, dans chaque commune, pour surveiller ses vaccinés, la première fois pour inoculer sur plusieurs individus le virus-vaccin qu'il porte dans des plaques ou tablettes ; la seconde fois pour s'assurer si la vaccine suit ses périodes et pour vacciner de bras-à-bras, tous les sujets susceptibles de la vaccination ; et la troisième visite est indispensable pour qu'il s'assure si les vaccinés, ont réellement sur eux le précieux préservatif de la variole. On conçoit facilement qu'il serait impossible de faire un pareil travail annuel pour la somme de mille francs, parce que ce département est un des plus considérables en étendue de tout le Royaume, et le plus difficile à parcourir par ses montagnes, et ses torrents. Un département limitrophe de celui ci, celui des Hautes-Alpes, alloue annuellement la somme de trois mille six cents frans pour la vaccine, quoique plus petit et moins peuplé, c'est ainsi qu'il se trouve garanti des épidémies varioliques depuis plusieurs années.

Fait à Digne, le premier août mil huit cent quarante-un.

Gassend, Docteur-Médecin.

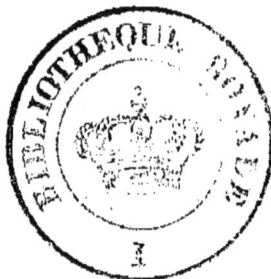

www.ingramcontent.com/pod-product-compliance
Lightning Source LLC
Chambersburg PA
CBHW050413210326
41520CB00020B/6584